ULTRA-O-QUÊ?
Produtos que imitam comida

TEXTO DE
Maria Alvim

ILUSTRAÇÕES DE
Rico Guimarães

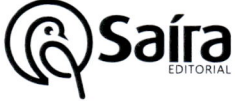

Copyright do texto © 2022 Maria Alvim
Copyright das ilustrações © 2022 Rico Guimarães

Direção e curadoria	Fábia Alvim
Gestão comercial	Rochelle Mateika
Gestão editorial	Felipe Augusto Neves Silva
Diagramação	Isabella Silva Teixeira e Luisa Marcelino
Revisão	Alessandra Domingues

Dados Internacionais de Catalogação na Publicação (CIP) de acordo com ISBD

A457u   Alvim, Maria

     Ultra-o-quê?: Produtos que imitam comida / Maria Alvim ; ilustrado por Rico Guimarães. - São Paulo, SP : Saíra Editorial, 2022.
     32 p. : il. ; 19cm x 26cm.
     ISBN: 978-65-86236-55-2
     1. Educação infantil. 2. Nutrição. 3. Alimentos ultraprocessados.
I. Guimarães, Rico. II. Título.

CDD 372.2
2022-2043   CDU 372.4

Elaborado por Odilio Hilario Moreira Junior - CRB-8/9949

Índice para catálogo sistemático:
1. Educação infantil : Livro didático 372.2
2. Educação infantil : Livro didático 372.4

Todos os direitos reservados à

Saíra Editorial
Rua Doutor Samuel Porto, 396
Vila da Saúde – 04054-010 – São Paulo, SP
Tel.: (11) 5594 0601 | (11) 9 5967 2453
www.sairaeditorial.com.br | editorial@sairaeditorial.com.br
Instagram: @sairaeditorial

Alimento não é só caloria

Muito mais do que calorias, os alimentos nos dão a oportunidade de conviver e de sermos realmente agentes da construção da nossa saúde. É um direito de todos saber o que é comer bem para, então, fazê-lo. Independentemente de nossas histórias e formas de ser e de viver, precisamos nos alimentar de modo respeitoso com o nosso corpo, com as nossas individualidades, com a nossa cultura e com as tradições em que nos inserimos. Comida também é história.

Os editores.

Somos o que comemos

Caloria é o nome que damos à energia fornecida pelos alimentos. Quando as pessoas comem mais calorias do que gastam, elas criam reservatórios de gordura no corpo, que são importantes por muitas razões, como para garantir que o corpo continue funcionando e para evitar a perda de calor quando faz muito frio. Por outro lado, quando esses reservatórios crescem muito, desenvolve-se um quadro que chamamos de obesidade.

Cientistas e profissionais da saúde estudam a obesidade há muito tempo e sabem que as pessoas que são obesas têm mais chance de desenvolver doenças que diminuem a qualidade e o tempo de vida, como diabetes (que é o excesso de açúcar no sangue) e pressão alta. Por isso, é recomendado que a obesidade seja prevenida e tratada.

Saúde, sim! Gordofobia, não!

A obesidade é considerada uma doença, mas isso não significa que todas as pessoas que têm alguns quilos a mais estejam doentes.

Para além do peso na balança, é importante o acompanhamento por médicos, nutricionistas e outros profissionais da saúde, bem como a realização periódica de exames, para se chegar a diagnósticos individualizados sobre a condição de saúde de cada pessoa.

É importante lembrar que, além da alimentação, outros hábitos de vida ajudam a manter a saúde em dia, como praticar atividade física frequentemente, regularizar o sono e evitar ficar muito tempo parado usando o celular e outros eletrônicos.

Precisamos também lembrar que discriminar alguém pelo excesso de peso é inadmissível. Esse tipo de discriminação se chama gordofobia e deve sempre ser combatida. Promover a alimentação saudável e respeitar todas as pessoas, com todos os tipos de corpo, são ações que devem estar sempre juntas.

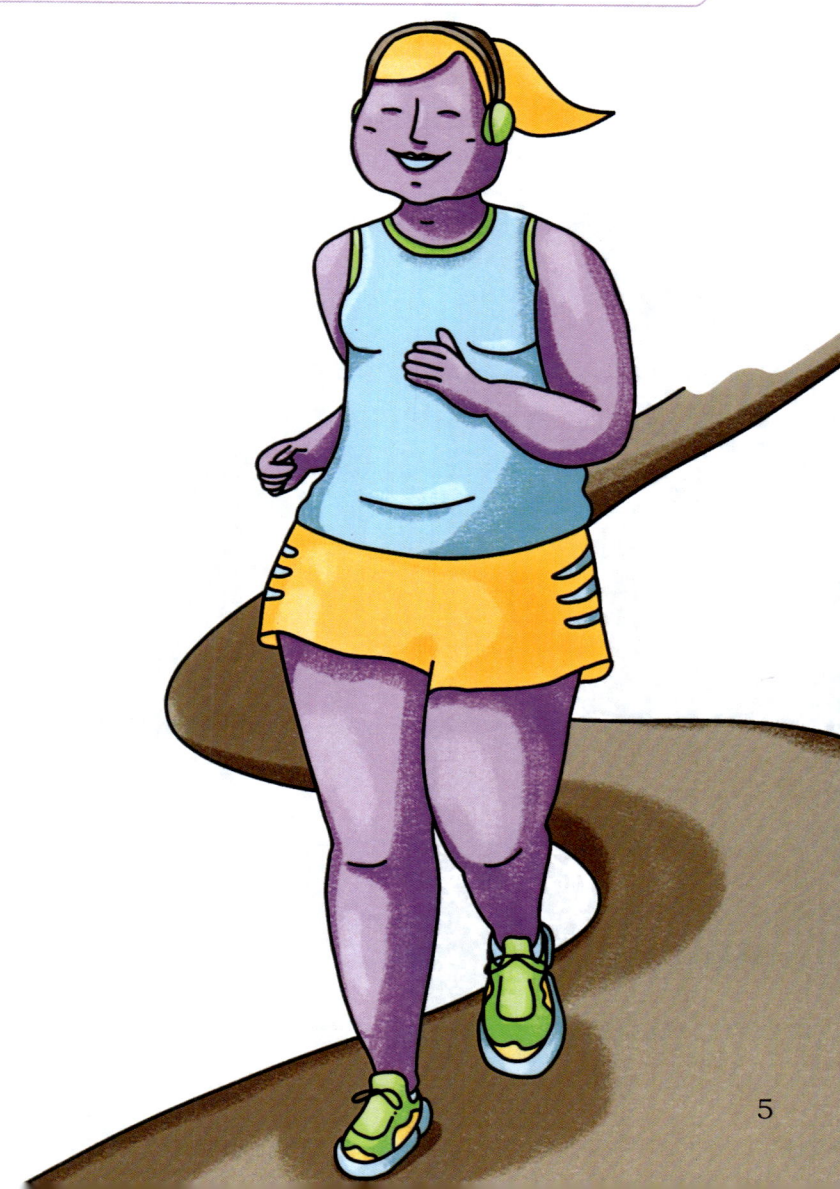

Nutrientes

Até o início dos anos 2000, as orientações para prevenir e tratar a obesidade se baseavam, principalmente, em recomendações para diminuir o consumo de alimentos que continham muito açúcar e muita gordura e para aumentar o consumo de alimentos que continham muitas fibras, vitaminas e minerais. Diante dessas recomendações, era muito comum incentivar o consumo de alimentos *diet* e *light*.

O símbolo dessas recomendações era a pirâmide alimentar, em que as comidas estavam agrupadas de acordo com a principal fonte de um **macronutriente**. Assim, por exemplo, a batata-doce, o arroz, o biscoito recheado e o cereal matinal ficavam em um mesmo grupo, o dos carboidratos.

Macronutrientes. Presentes em grandes quantidades nos alimentos e importantes para o fornecimento de energia e a constituição das células e dos tecidos do corpo.
  → Proteínas. Compõem os músculos e realizam muitas outras funções no organismo. São encontradas em alimentos como carnes, ovos, leite, soja e feijão.
  → Carboidratos. São fontes rápidas de energia. São encontrados em alimentos como arroz, macarrão, pão, doces e frutas. Alguns são chamados de fibras e são importantes para a saciedade e o bom funcionamento do intestino.
  → Lipídeos. São a forma de o corpo armazenar energia. Têm também funções na composição e na regulação do organismo. São encontrados em alimentos como azeite, manteiga, castanhas e abacate.

Micronutrientes. Presentes em menores quantidades nos alimentos e fundamentais para o bom funcionamento de todo o corpo.

→ Vitaminas e sais minerais. Existem várias vitaminas e vários minerais de que o corpo precisa. Para aplacar a necessidade de todos eles, é importante uma dieta bem variada, principalmente em relação a frutas, legumes e verduras.

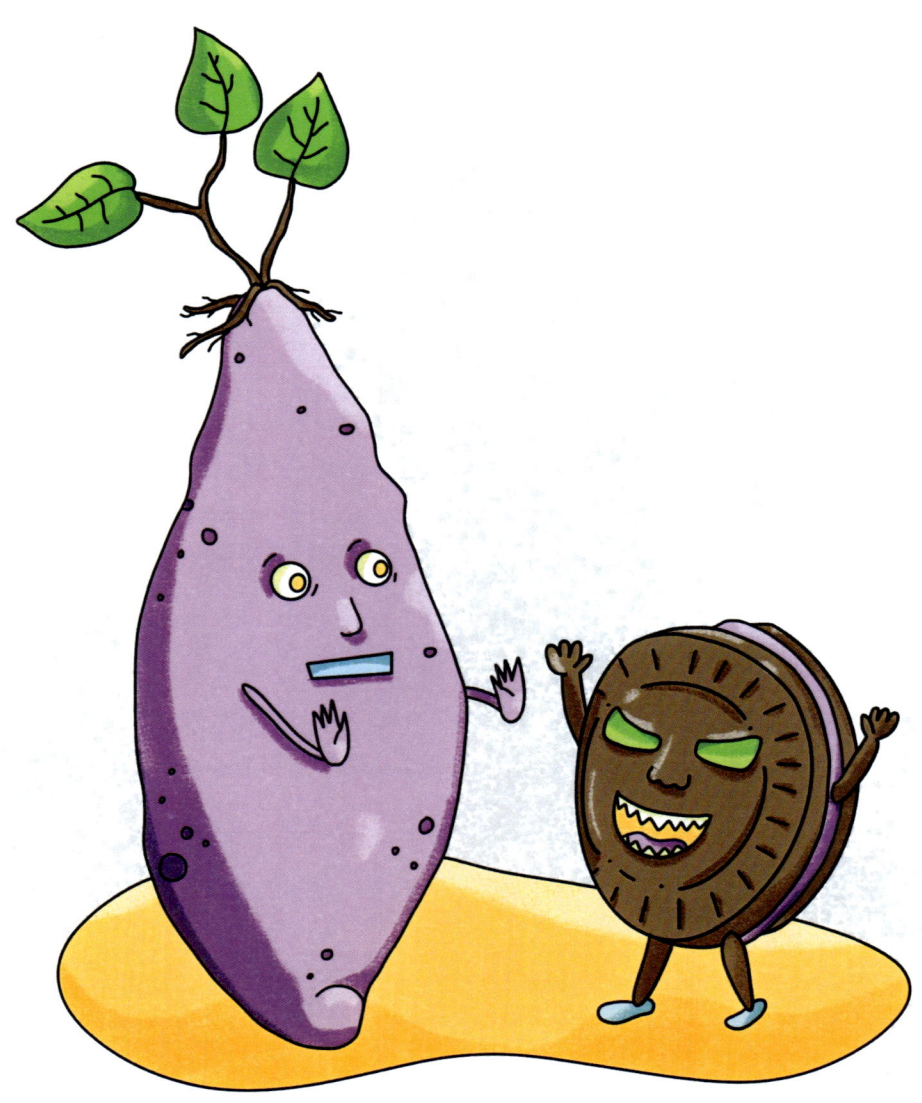

Light ou *diet*?

Na época em que os alimentos *light* e *diet* eram vistos como solução para as questões de saúde alimentar, a ideia de comer bem estava muito relacionada a esse tipo de seleção simples, como se uma alimentação saudável fosse quase uma questão tão quantitativa quanto qualitativa. Se eram retirados de um alimento aqueles ingredientes considerados os vilões, parecia estar tudo bem.

Por isso, na época, popularizaram-se tanto os produtos *light*, que têm redução de sal, açúcar ou gordura em relação à versão convencional, além dos produtos *diet*, que têm em sua composição a ausência total de algum ingrediente (como açúcar, gordura ou sal) que existe na versão convencional. Geralmente, esses produtos contam com adoçantes artificiais, que não têm calorias. O consumo de alimentos desses tipos deve ser feito caso algum nutricionista ou outro profissional da saúde recomende. Caso contrário, seu consumo deve ser evitado.

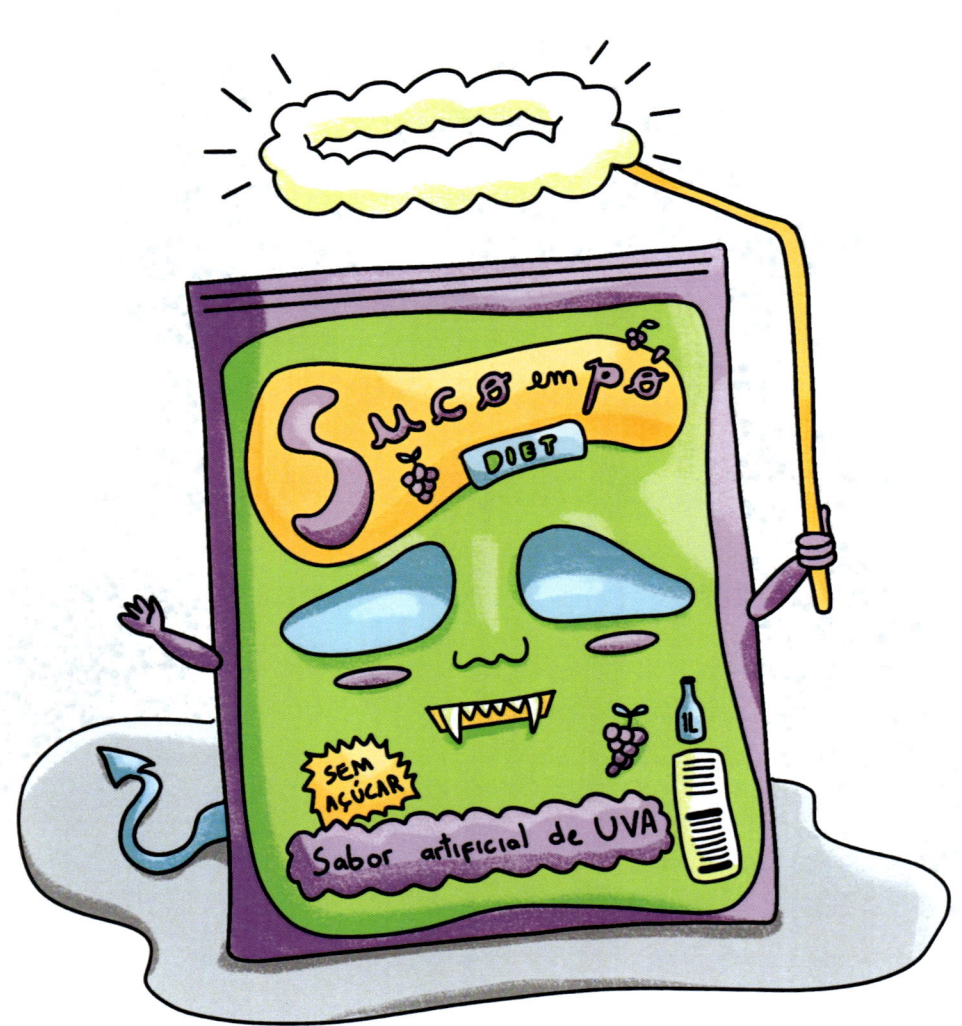

Classificação NOVA

Pesquisadoras e pesquisadores brasileiros do Núcleo de Pesquisas Epidemiológicas em Nutrição e Saúde da Faculdade de Saúde Pública da Universidade de São Paulo (também conhecido como Nupens) estudaram a alimentação dos brasileiros por décadas e perceberam que talvez não fosse uma boa ideia escolher os alimentos pensando na sua principal fonte de macronutrientes, mas, sim, na forma como eles foram produzidos ou preparados.

Eles chegaram a essa conclusão ao observar que as pessoas compravam cada vez menos óleo, sal e açúcar, na forma que normalmente se compram esses produtos no supermercado para fazer comida em casa, mas consumiam cada vez mais esses ingredientes, porém escondidos dentro de produtos industrializados.
Ao perceber isso, os cientistas do Nupens criaram a classificação NOVA dos alimentos.

A NOVA propõe quatro grupos.

> Em 2021, cinco cientistas do Nupens foram considerados como uns dos mais influentes do mundo. São eles: Carlos Monteiro, Renata Levy, Maria Laura Louzada, Euridice Steele e Geoffrey Cannon.

1) Alimentos *in natura* ou minimamente processados

Os *in natura* são aqueles obtidos diretamente de plantas ou de animais e não sofrem qualquer alteração após deixar a natureza. Os minimamente processados correspondem aos *in natura* que foram submetidos a processos de limpeza, remoção de partes não comestíveis ou indesejáveis, fracionamento, moagem, secagem, fermentação, pasteurização, refrigeração, congelamento e processos similares que não envolvam agregar sal, açúcar, óleos, gorduras ou outras substâncias. Exemplos: legumes, verduras, frutas, arroz, milho na espiga, feijão, cogumelos, frutas secas, sucos pasteurizados ou sem adição de açúcar ou outras substâncias, castanhas sem sal ou açúcar, cravo, canela, especiarias em geral e ervas frescas ou secas, farinhas e macarrão ou massas feitas com essas farinhas e água, carnes, leite, ovos, chá, café e água potável.

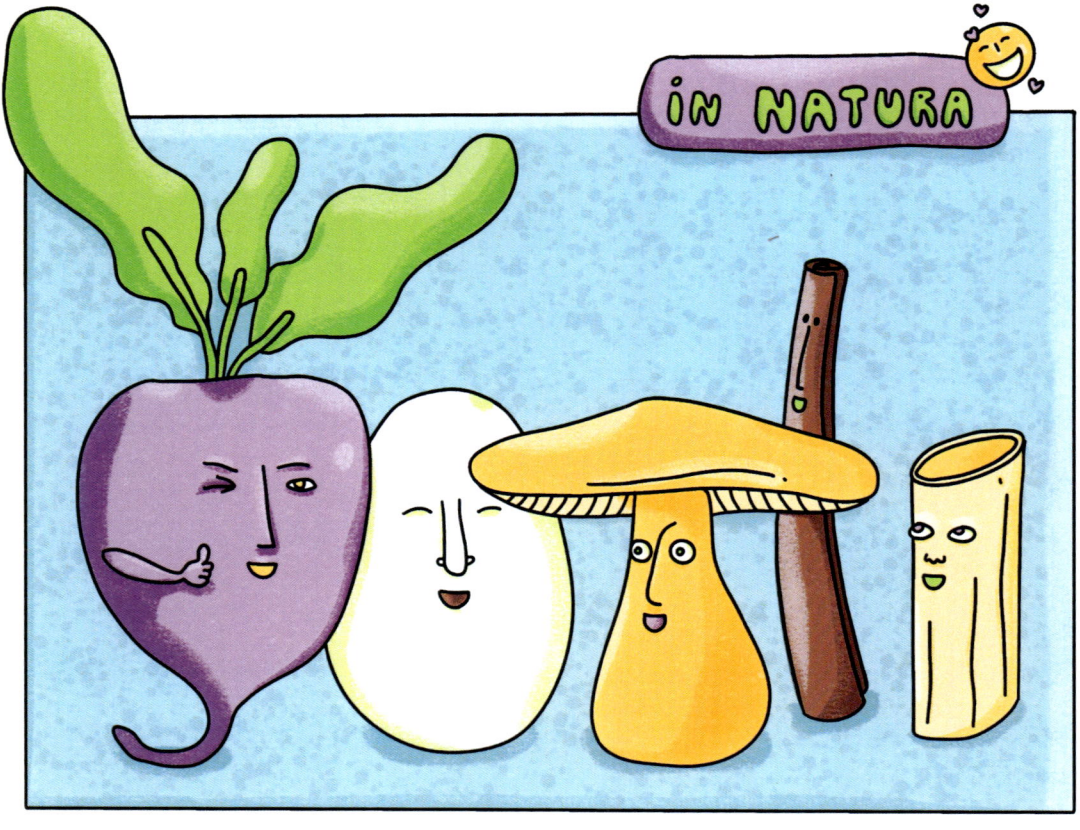

2) Ingredientes culinários processados

Os ingredientes culinários processados são aqueles produtos extraídos de alimentos *in natura* por processos como prensagem, moagem, trituração, pulverização e refino. São usados nas cozinhas das casas e em refeitórios e restaurantes para temperar e cozinhar alimentos e para criar preparações culinárias variadas e saborosas, incluindo caldos e sopas, saladas, tortas, pães, bolos, doces e conservas.

Exemplos: óleos, banha de porco, gordura de coco, açúcar de mesa branco, demerara ou mascavo, mel, sal de cozinha ou grosso.

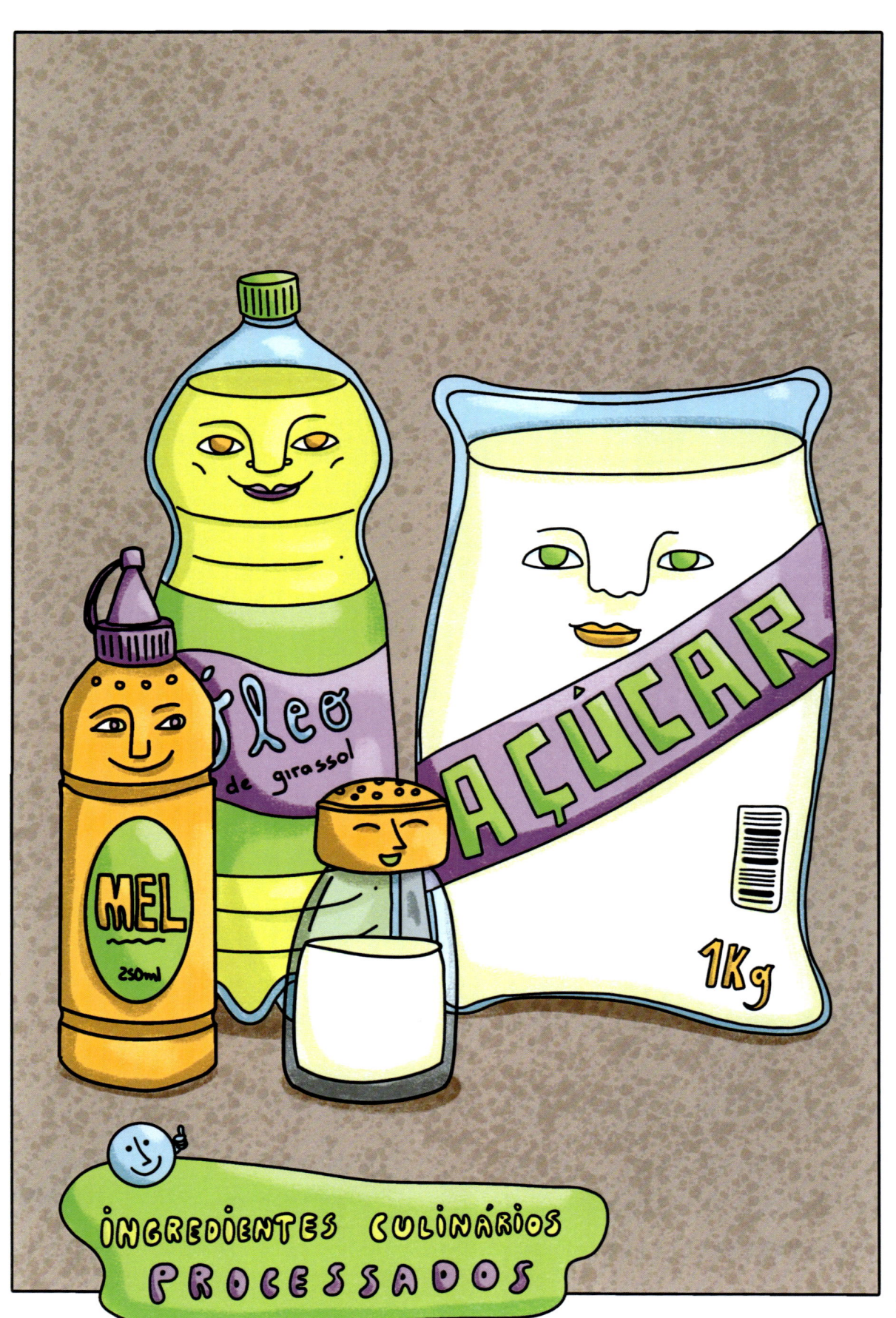

3) Alimentos processados

Os alimentos processados são aqueles fabricados pela indústria com a adição de sal ou açúcar (ou outra substância de uso culinário) a alimentos *in natura* para torná-los duráveis e mais agradáveis ao paladar. São produtos derivados diretamente de alimentos e são reconhecidos como versões dos alimentos originais. São usualmente consumidos como parte ou acompanhamento de preparações culinárias feitas com alimentos *in natura* ou minimamente processados.

Exemplos: legumes preservados em salmoura ou em solução de sal e vinagre; extrato ou concentrados de tomate (com sal ou açúcar); frutas em calda e frutas cristalizadas; carne seca e toucinho; sardinha e atum enlatados; queijos; pães feitos de farinha de trigo, leveduras, água e sal.

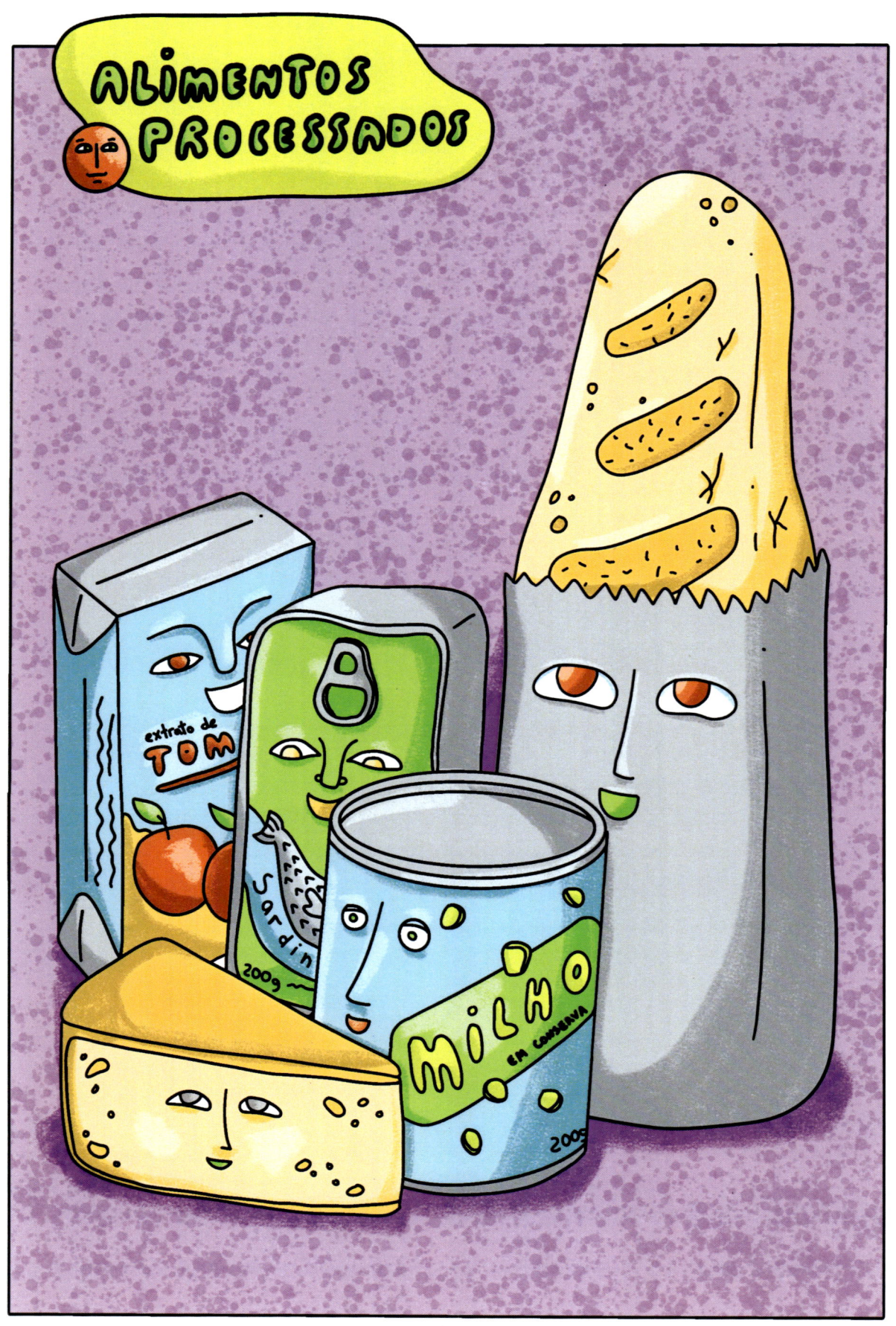

4) Alimentos ultraprocessados

Os ultraprocessados são aquelas formulações industriais feitas inteiramente ou majoritariamente de substâncias extraídas de alimentos (óleos, gorduras, açúcar, amido, proteínas), derivadas de constituintes de alimentos (gorduras hidrogenadas, amido modificado) ou sintetizadas em laboratório com base em matérias orgânicas, como petróleo e carvão (corantes, aromatizantes, realçadores de sabor e vários tipos de aditivos usados para dotar os produtos de propriedades sensoriais atraentes). São empregadas técnicas, como extrusão, moldagem e pré-processamento por fritura ou cozimento.

Exemplos: vários tipos de biscoito, sorvetes, balas e guloseimas em geral, cereais açucarados para o café da manhã, bolos e misturas para bolo, barras de cereal, sopas, macarrão e temperos "instantâneos", molhos, salgadinhos "de pacote", refrescos e refrigerantes, iogurtes e bebidas lácteas adoçados e aromatizados, bebidas energéticas, produtos congelados e prontos para aquecimento, como pratos de massas, pizzas, hambúrgueres, e extratos de carne de frango ou peixe empanados do tipo *nuggets*, salsichas e outros embutidos, pães de forma, pães para hambúrguer ou *hot dog*, pães doces e produtos panificados cujos ingredientes incluem substâncias como gordura vegetal hidrogenada, açúcar, amido, soro de leite, emulsificantes e outros aditivos.

> Analise estas três expressões: *in natura*, processados e ultraprocessados. Você já havia ouvido falar de pelo menos alguma delas? Se sim, qual era, para você, a diferença entre elas?

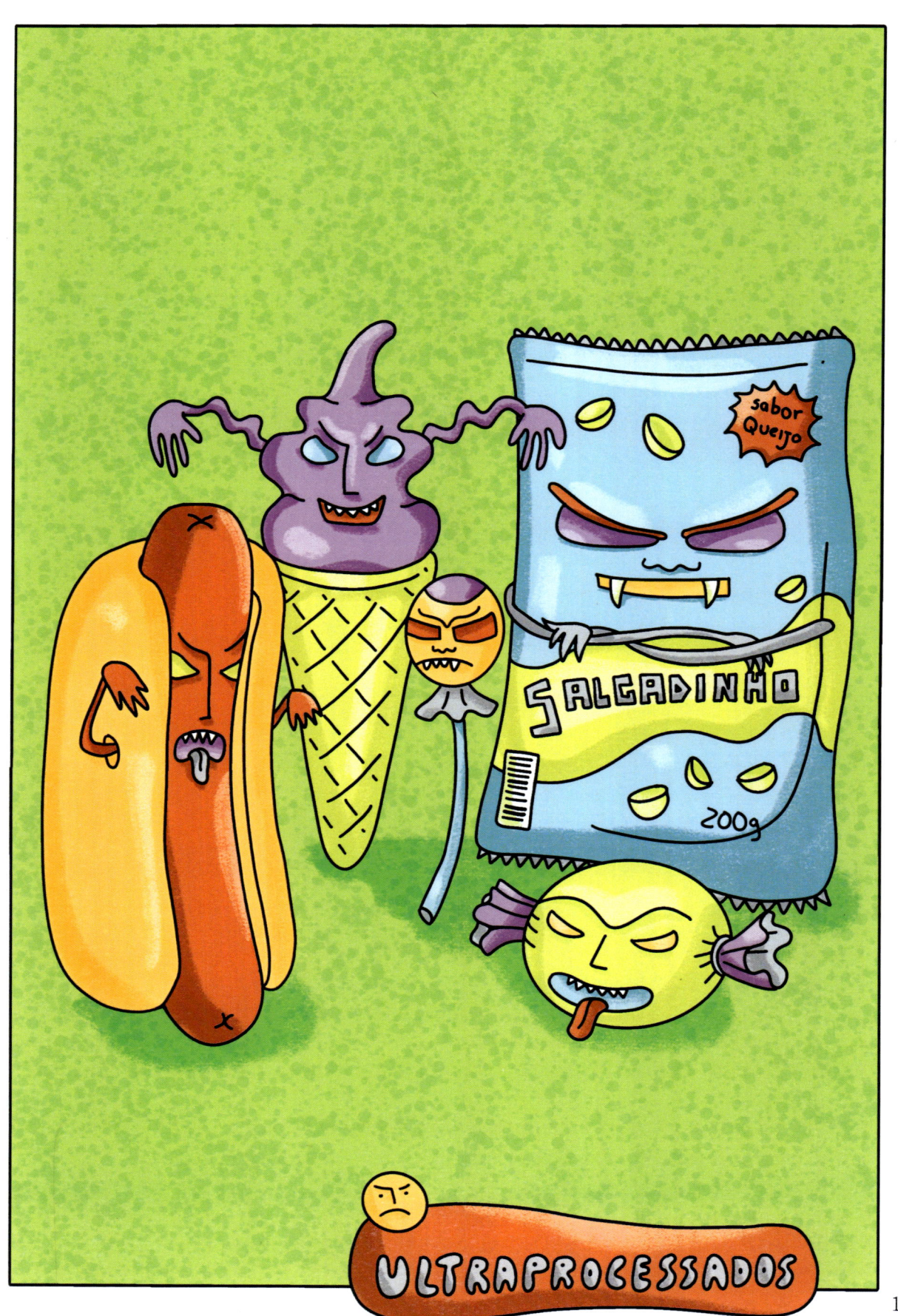

Como você deve ter imaginado lendo o texto, o termo "ultraprocessado" nasceu no Brasil, mais especificamente na USP, a Universidade de São Paulo. Hoje, esse termo já é conhecido e utilizado no mundo todo.

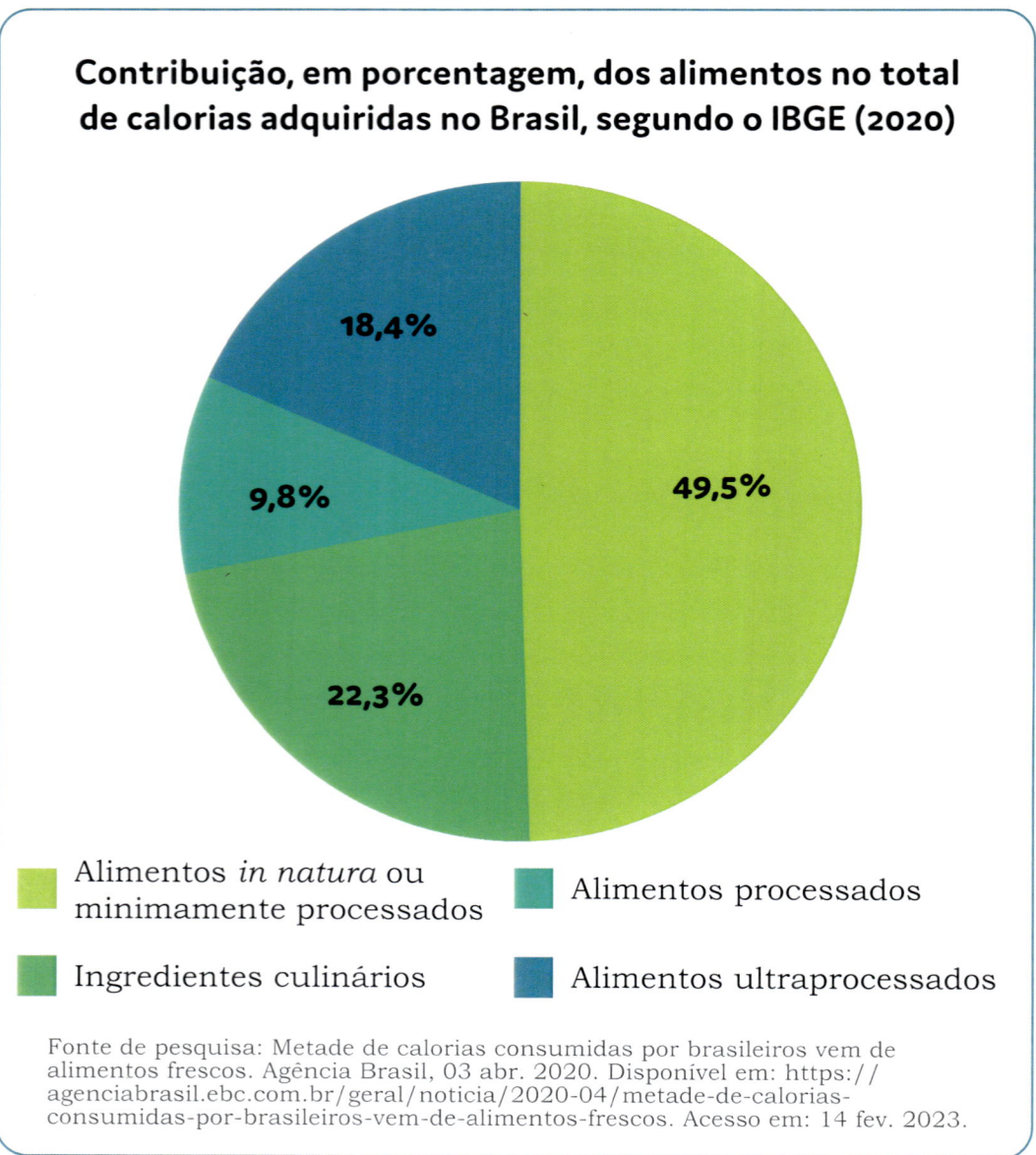

Contribuição, em porcentagem, dos alimentos no total de calorias adquiridas no Brasil, segundo o IBGE (2020)

- Alimentos *in natura* ou minimamente processados: 49,5%
- Ingredientes culinários: 22,3%
- Alimentos processados: 9,8%
- Alimentos ultraprocessados: 18,4%

Fonte de pesquisa: Metade de calorias consumidas por brasileiros vem de alimentos frescos. Agência Brasil, 03 abr. 2020. Disponível em: https://agenciabrasil.ebc.com.br/geral/noticia/2020-04/metade-de-calorias-consumidas-por-brasileiros-vem-de-alimentos-frescos. Acesso em: 14 fev. 2023.

Processamento de alimentos

Depois que a NOVA foi criada, seu conceito foi amplamente disseminado, e muitos estudos foram feitos a partir dessa classificação. Percebeu-se, então, que, no mundo todo, a comida tradicional, feita em casa, vem sendo substituída por alimentos industrializados, prontos para o consumo. É como, aqui no Brasil, quando se substitui a comida que sempre comemos, como arroz e feijão, por hambúrguer de *fast food*, macarrão instantâneo ou lasanha congelada.

Os estudos feitos mostram que os ultraprocessados são os verdadeiros vilões da alimentação. Além de "esconderem" dentro de si quantidades enormes de açúcar, gorduras e sal, os ultraprocessados também têm uma série de ingredientes químicos artificiais que dão cor, cheiro, sabor e textura.

Esses ingredientes químicos, como saborizantes e texturizantes, funcionam como uma maquiagem para deixar esses produtos mais atraentes e, em alguns casos, mais parecidos com comida de verdade. No entanto, estudos mostram que eles podem fazer mal para a saúde quando consumidos em excesso.

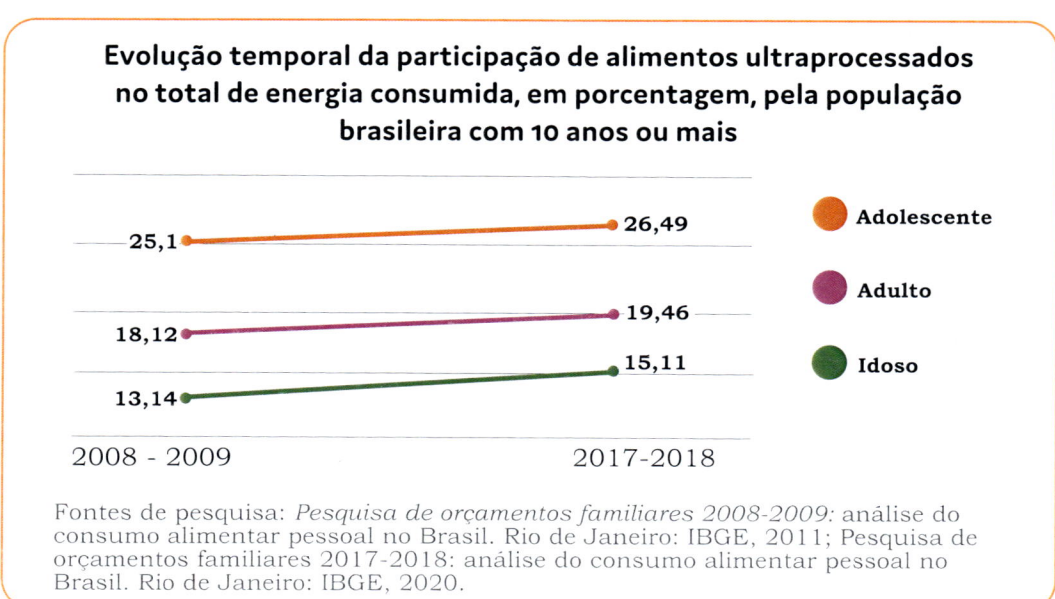

Fontes de pesquisa: *Pesquisa de orçamentos familiares 2008-2009:* análise do consumo alimentar pessoal no Brasil. Rio de Janeiro: IBGE, 2011; Pesquisa de orçamentos familiares 2017-2018: análise do consumo alimentar pessoal no Brasil. Rio de Janeiro: IBGE, 2020.

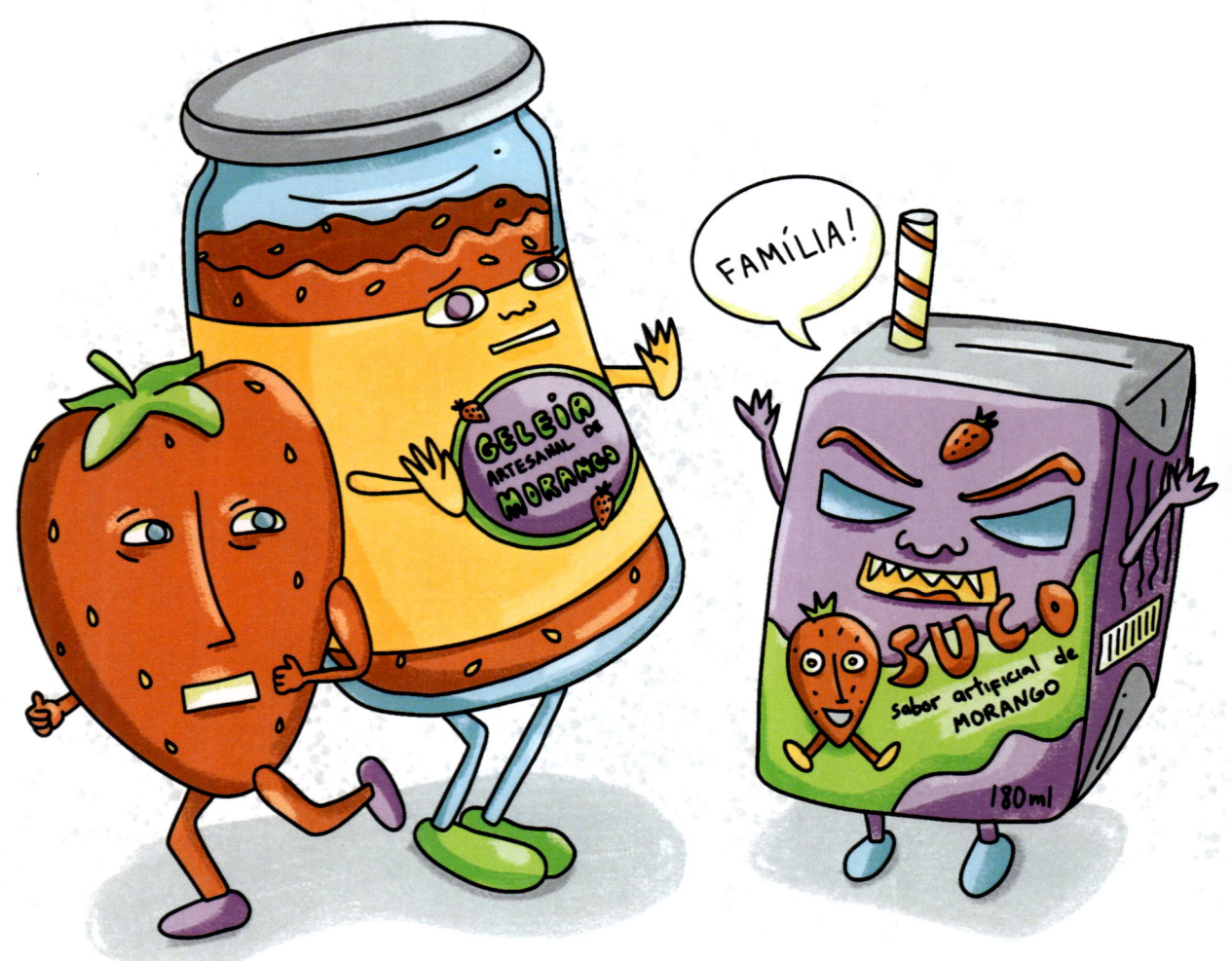

Qual é a melhor escolha?

Como são produtos naturalmente práticos, os ultraprocessados acabam sendo consumidos em qualquer lugar, como na frente da televisão e no transporte público. Isso faz com que as pessoas os comam distraidamente e acabem consumindo comida em excesso. Comer sentado à mesa, com companhia, prestando atenção no alimento, é sempre a melhor escolha.

Os ultraprocessados também são vendidos em porções grandes, maior que a nossa fome. Então, às vezes, já estamos satisfeitos, mas comemos mais e mais, até acabar a comida do pacote.

> Você mudou sua perspectiva sobre alguns alimentos? Como se deu isso?

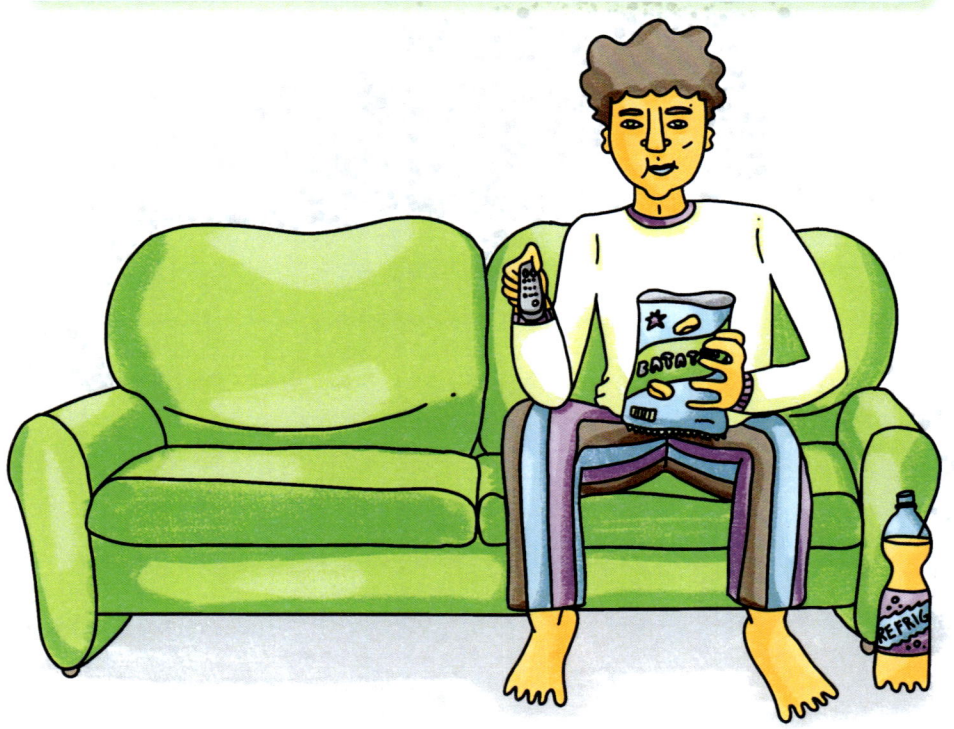

Propaganda

Por todo lado existe, ainda, muita propaganda dos alimentos ultraprocessados. Essas propagandas, como na televisão, nas redes sociais ou em cartazes, são muito bem planejadas e convincentes, fazendo com que os consumidores sintam vontade de comer esses produtos.

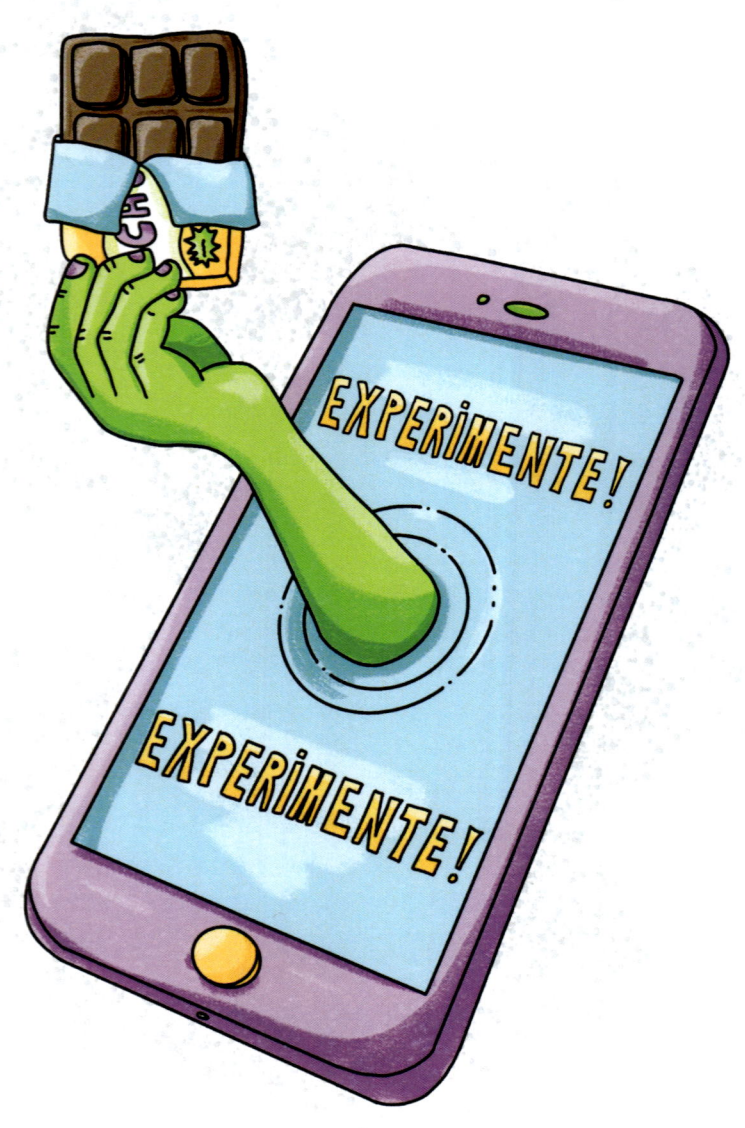

Onde estão os ultraprocessados?

E onde se encontram os ultraprocessados? Eles estão em absolutamente todos os lugares. É muito fácil encontrá-los e, consequentemente, comê-los. Eles são vendidos em locais em que antes não havia produtos alimentícios, como postos de gasolina, farmácias e bancas de jornal. Muitos estudos têm demonstrado que comer ultraprocessados em excesso aumenta a chance de ter obesidade ou outras doenças, ligando cada vez mais o nosso alerta em relação a esses produtos.

Que lições você leva para a vida sobre seus hábitos alimentares depois do que você leu até aqui?

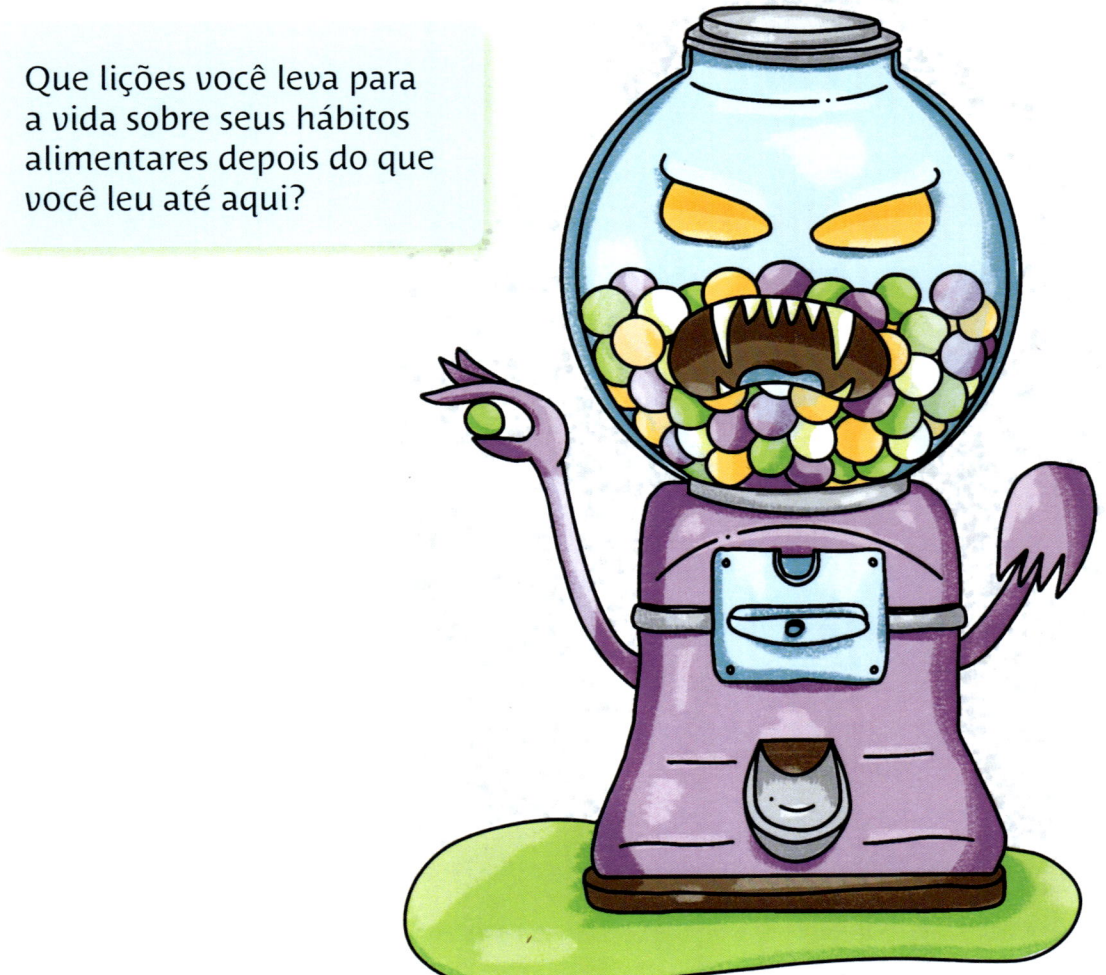

Nosso guia alimentar

Guias alimentares são instrumentos com as diretrizes oficiais sobre alimentação saudável para a população. Eles orientam as políticas públicas e as recomendações sobre como se alimentar de maneira saudável. O guia alimentar brasileiro foi lançado em 2014 e foi elogiado pela sociedade científica do mundo todo. Em suas páginas, é possível encontrar a NOVA classificação dos alimentos e recomendações que se apoiam nela.

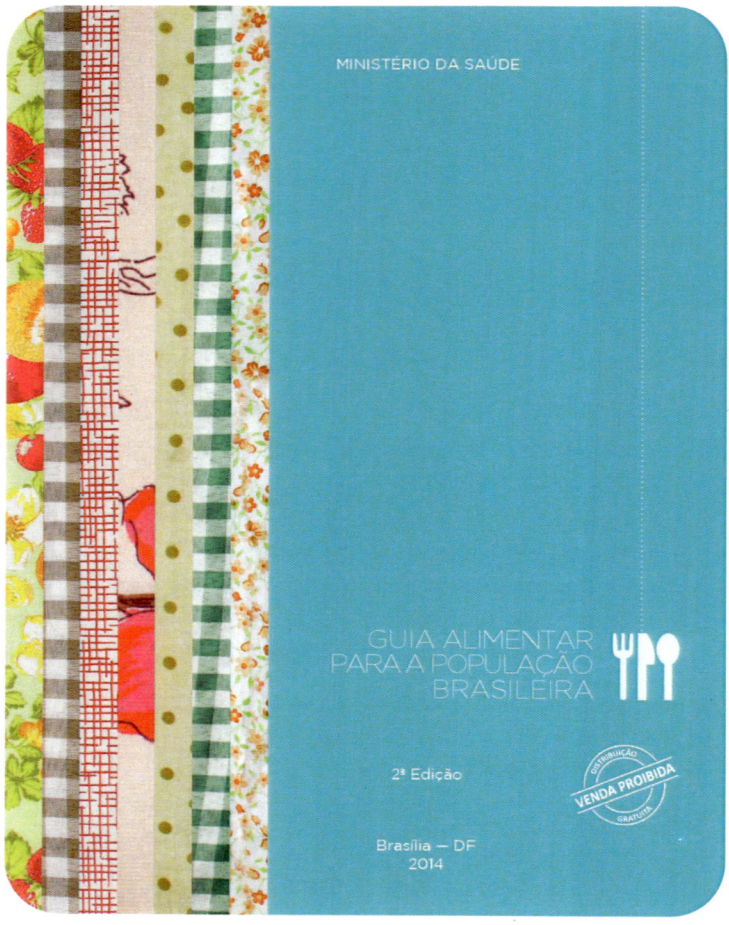

Fonte: https://bvsms.saude.gov.br/bvs/publicacoes/guia_alimentar_populacao_brasileira_2ed.pdf. Acesso em: 11 jul. 2022.

O *Guia alimentar para a população brasileira* traz quatro recomendações e uma regra de ouro:

Faça de alimentos *in natura* ou minimamente processados a base de sua alimentação.

Utilize óleos, gorduras, sal e açúcar em pequenas quantidades ao temperar e cozinhar alimentos e criar preparações culinárias.

Limite o uso de alimentos processados, consumindo-os, em pequenas quantidades, como ingredientes de preparações culinárias ou como parte de refeições baseadas em alimentos *in natura* ou minimamente processados.

Evite alimentos ultraprocessados.

REGRA DE OURO. Prefira sempre alimentos *in natura* ou minimamente processados e preparações culinárias a alimentos ultraprocessados.

Outras recomendações

O guia brasileiro, ainda, vai além da NOVA classificação dos alimentos e traz outras recomendações fundamentais:

> É importante comer com **regularidade** e **atenção**.

> É importante comer em **ambientes apropriados**.

> É importante comer com **companhia**.

Também podemos encontrar, no *Guia*, incentivo a cozinhar em casa, orientações sobre como escolher onde comer na rua e provocações sobre ser crítico em relação às propagandas das indústrias de alimento.

Além disso, foi reconhecida a importância da origem do alimento, valorizando-se a agricultura familiar e a produção de alimentos orgânicos.

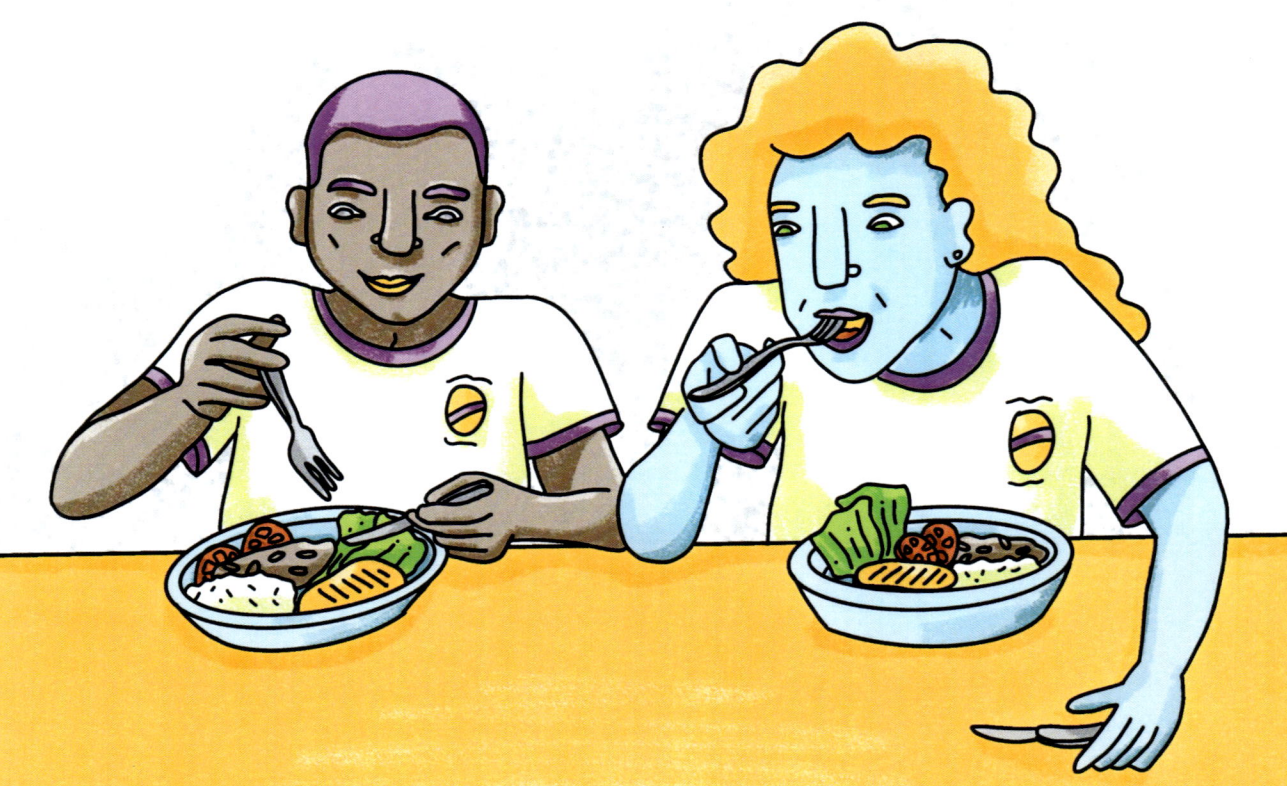

Impacto ambiental e cultural

Mais recentemente, pesquisas têm apontado que esses produtos também podem fazer mal para o meio ambiente. Além da grande quantidade de plástico que é utilizada nas embalagens (o que polui o planeta), as formas de produção dos ultraprocessados geram resíduos ambientalmente danosos.

Por outro lado, é importante ressaltar que, ao ser feita a escolha por esses produtos industrializados, em vez de comer as comidas que eram consumidas por avós e bisavós, cria-se um rompimento com as tradições culinárias da família e do povo a que se pertence. Assim, esse rompimento também se dá com parte da história de cada pessoa.

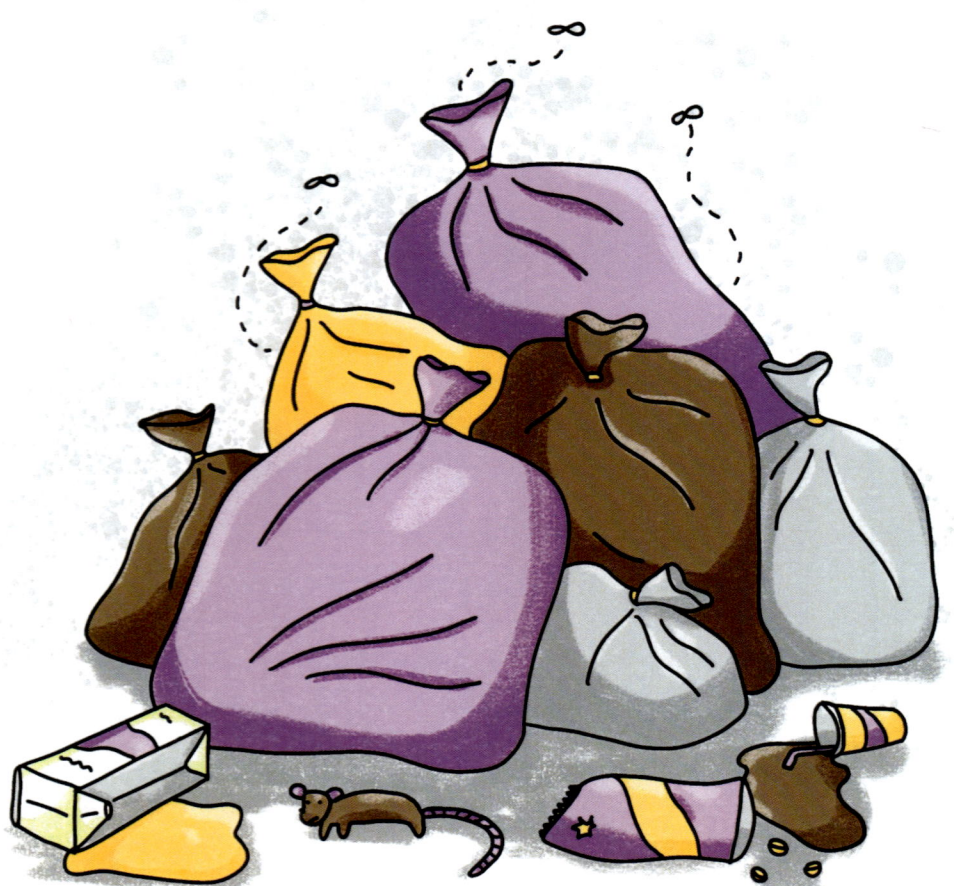

Escolha fácil?

O ultraprocessado pode até parecer a escolha mais fácil, mas é preciso colocar na balança as consequências ruins a que essa escolha pode levar.

> Escolha um mercado próximo de sua casa ou algum que sua família frequente e, com alguns colegas, vá até lá. Registrem com fotografias os alimentos que chamaram a atenção do grupo e observem as pessoas que estão comprando no mercado. Que tipo de alimento chama mais a atenção? Quais são mais baratos? Quais são mais caros?

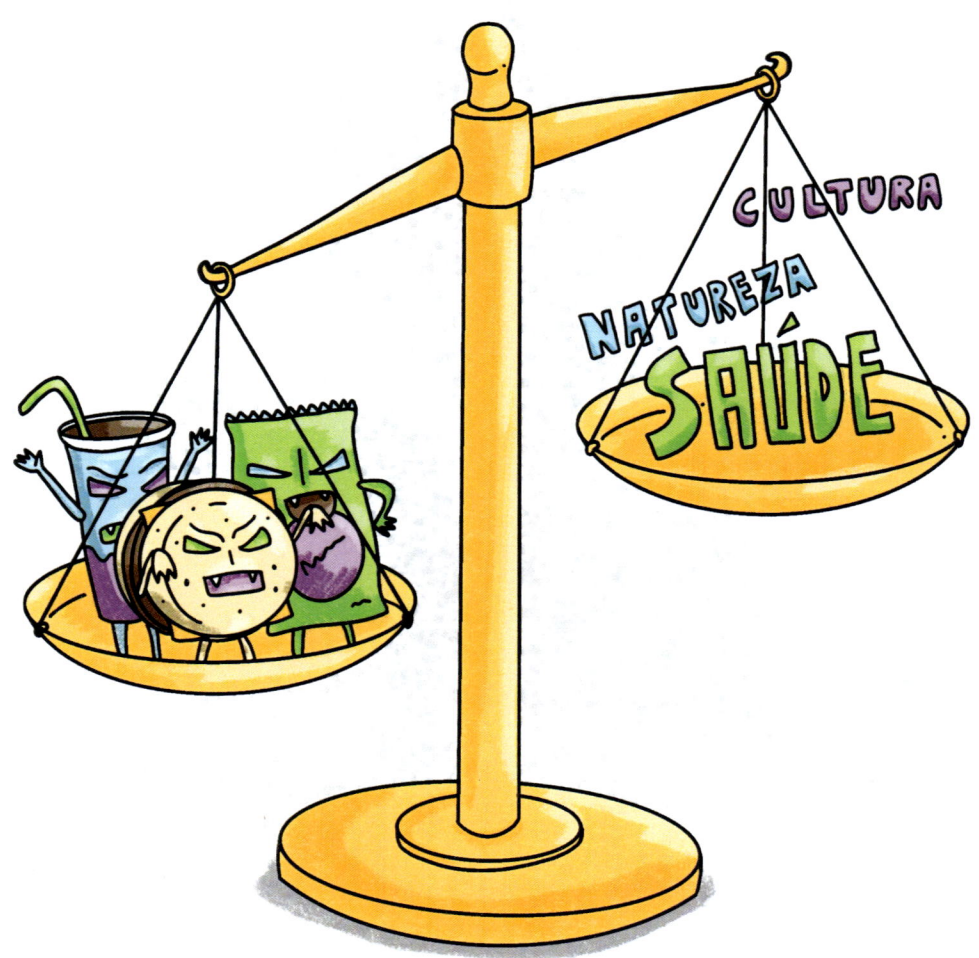

A autora

Maria Alvim nasceu no interior de Minas Gerais e, ainda criança, falava que queria ser cozinheira quando crescesse. Os caminhos da vida a levaram a fazer faculdade de Nutrição na Universidade Federal de Juiz de Fora (UFJF) e, logo em seguida, mestrado (também na UFJF) e doutorado (na Universidade de São Paulo, USP), em Saúde Coletiva. Hoje, é pesquisadora no Núcleo de Pesquisas Epidemiológicas em Nutrição e Saúde (o Nupens), da Faculdade de Saúde Pública, da USP, e trabalha no NutriNet Brasil, o maior estudo sobre alimentação e saúde já feito no país.

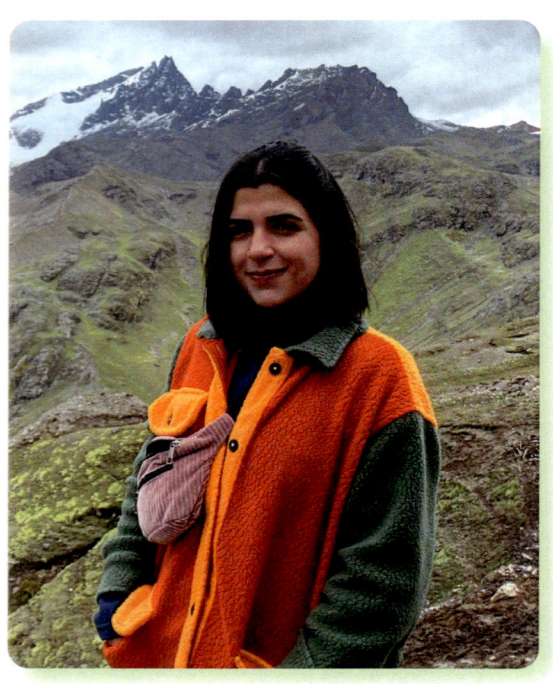

O ilustrador

Rico Guimarães nasceu em Carangola, no interior de Minas Gerais, e se mudou para Belo Horizonte com 18 anos para estudar Design de Produto pela Universidade do Estado de Minas Gerais (UEMG). Posteriormente, especializou-se em Design de Moda pela Universidade FUMEC. Começou a trabalhar como designer gráfico ao se graduar, profissão que o levou a viver em São Paulo e a cursar pós-graduação em Direção de Arte em Comunicação pelo Centro Universitário Belas Artes. Há três anos, resgatou um hobby de infância: desenhar. Ilustrou os livros infantojuvenis *Mitologia poética* e *Quando o amor é assim, e não assado*, ambos publicados pela Saíra Editorial.

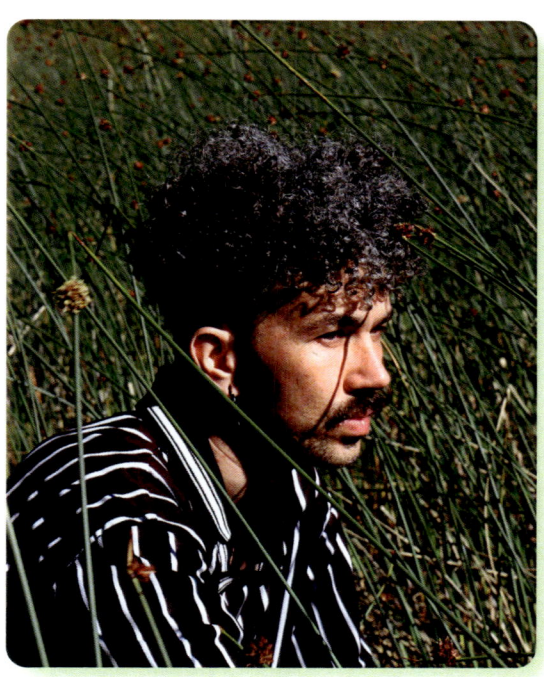

Esta obra foi composta em Domus e
Bookman Old Style e impressa sobre papel
offset 120 g/m² para a Saíra Editorial em
2022